Godofredo

o lobo que tinha medo

Miriam Leonila de Oiveira

Ilustrações de Otávio Tersi

Editora Verso

Editora InVerso
® 2018. Editora Inverso

R. Clóvis Bevilaqua, 352 Cabral
CEP 80035-080 Curitiba-PR
(41) 3254-1616 e (41) 3538-8001
editorainverso@editorainverso.com.br
www.editorainverso.com.br
Facebook.com/editorainverso
Instagram @editorainverso

COORDENAÇÃO EDITORIAL
Cristina Jones
Editora InVerso

ILUSTRAÇÃO E PROJETO GRÁFICO
Otávio Tersi
Studio Montanha Russa

CAPA
Otávio Tersi

ARTE-FINAL
Adriane Baldini

DADOS INTERNACIONAIS DE CATALOGAÇÃO NA PUBLICAÇÃO
Mona Youssef Hammoud – CRB/ 9ª -1393

O48g

OLIVEIRA, Miriam Leonila de. Godofredo: o lobo que tinha medo. Curitiba: Ed. InVerso, 2018
36p.; 21cm x 21cm.

ISBN: 978-85-5540-102-2

1. Literatura brasileira. 2. Literatura infantil.
I.Título

CDD. 372.64

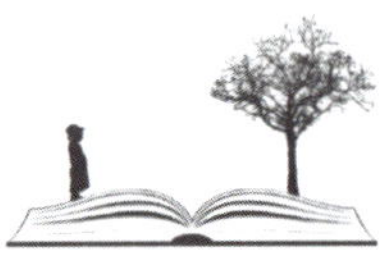

Dedico esta obra a uma garotinha chamada Rhianna, que, com sua alegria e encantamento, sensibilizou-me e inspirou-me quando, com os olhinhos brilhando de felicidade por estar conhecendo uma escritora pela primeira vez, pediu-me que escrevesse para ela uma história de lobos.

Eis aqui a sua história de lobos, minha menina! Para você e para todas as crianças que amam ler, amam a natureza e fazem do sonho a sua razão de viver.

O DIA ESTAVA TERMINANDO NA ALDEIA DA PEDRA GRANDE.

O SOL JÁ SE ESCONDIA ATRÁS DAS MONTANHAS,

DEIXANDO UMA COR ALARANJADA NO CÉU.

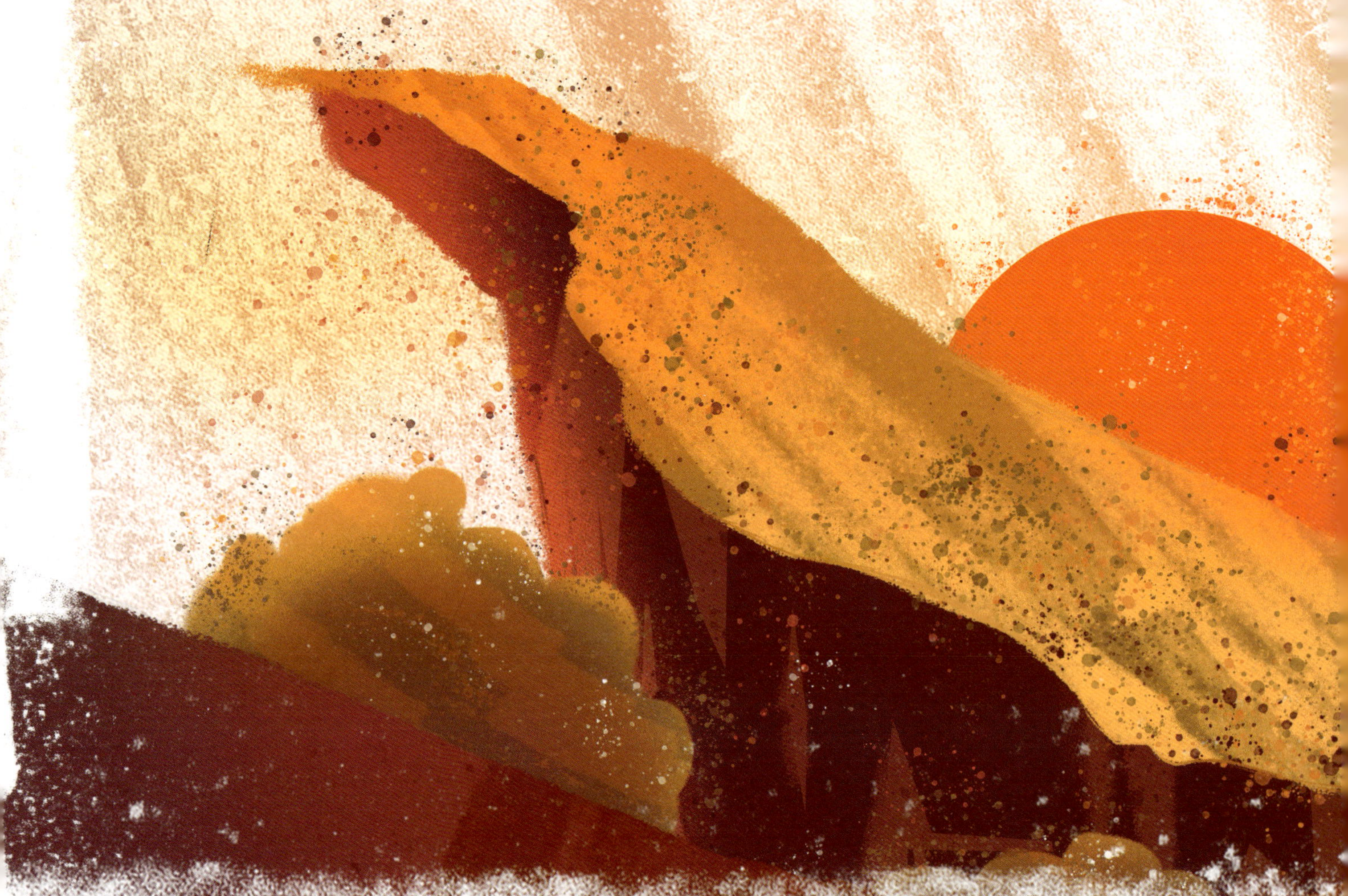

OS HOMENS DAQUELA ALDEIA SE PREPARAVAM PARA ENTRAR NA MATA PARA CAÇAR O TEMIDO LOBO NEGRO.

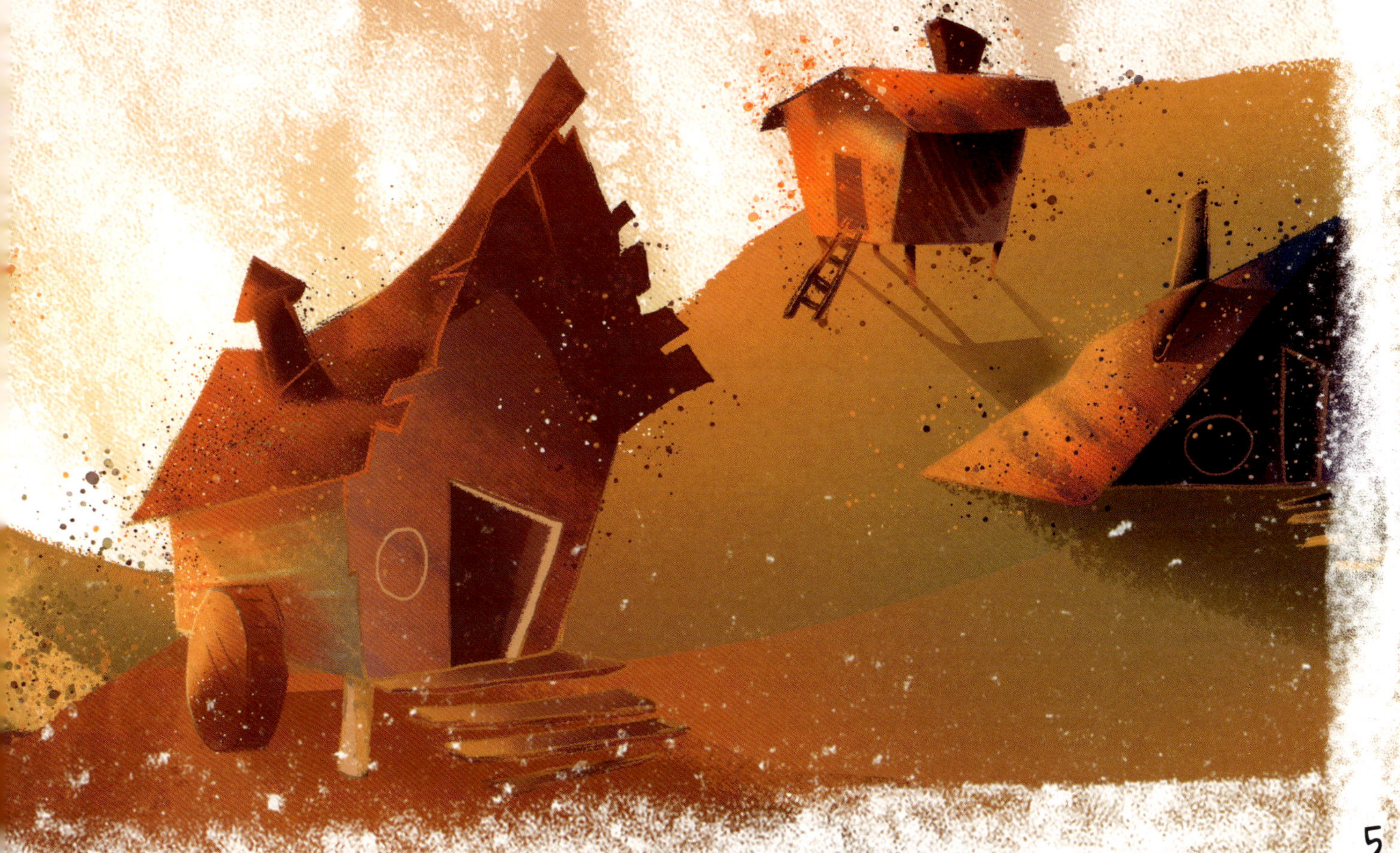

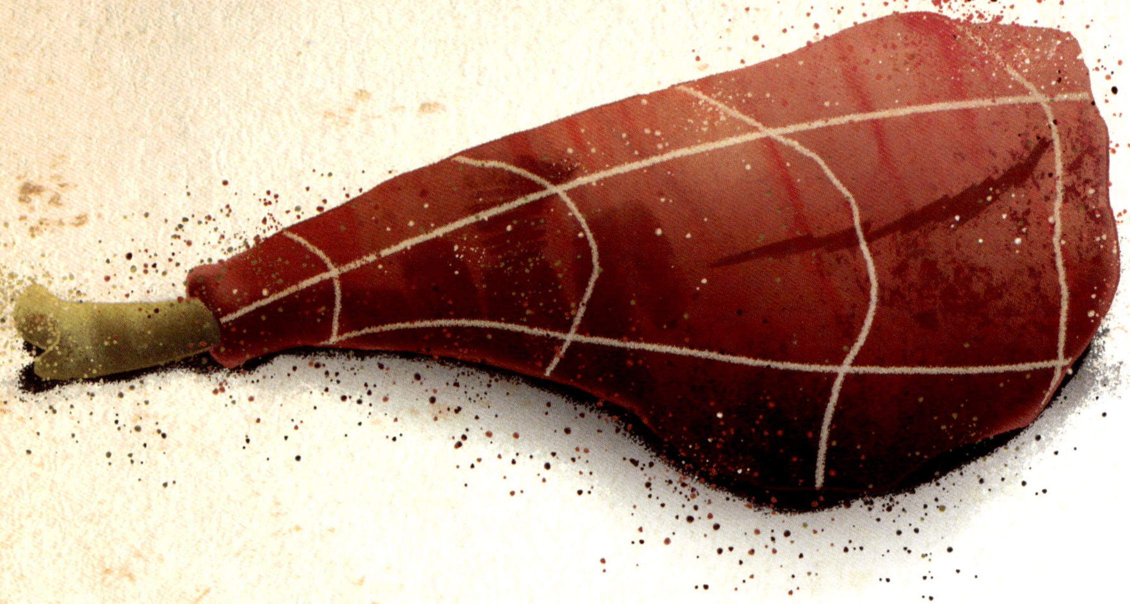

O LÍDER DA ALDEIA DIZIA:

– PREPAREM SUAS ARMAS E UM BOM PEDAÇO DE CARNE PARA SERVIR DE ISCA! HOJE NÓS TEMOS QUE ACABAR COM AQUELE LOBO DE QUALQUER JEITO!

O POVO DAQUELA ALDEIA TINHA MUITO MEDO DO LOBO NEGRO. DIZIAM QUE ELE ERA MUITO FEROZ, E QUEM ENTRASSE NA MATA E TOPASSE COM ELE NÃO SAÍA DE LÁ COM VIDA.

OS REBANHOS VIVIAM SENDO ATACADOS. OS PASTORES JÁ NÃO SE AFASTAVAM MUITO DA ALDEIA COM SUAS OVELHAS, POR MEDO DE SEREM PEGOS PELO TERRÍVEL LOBO NEGRO.

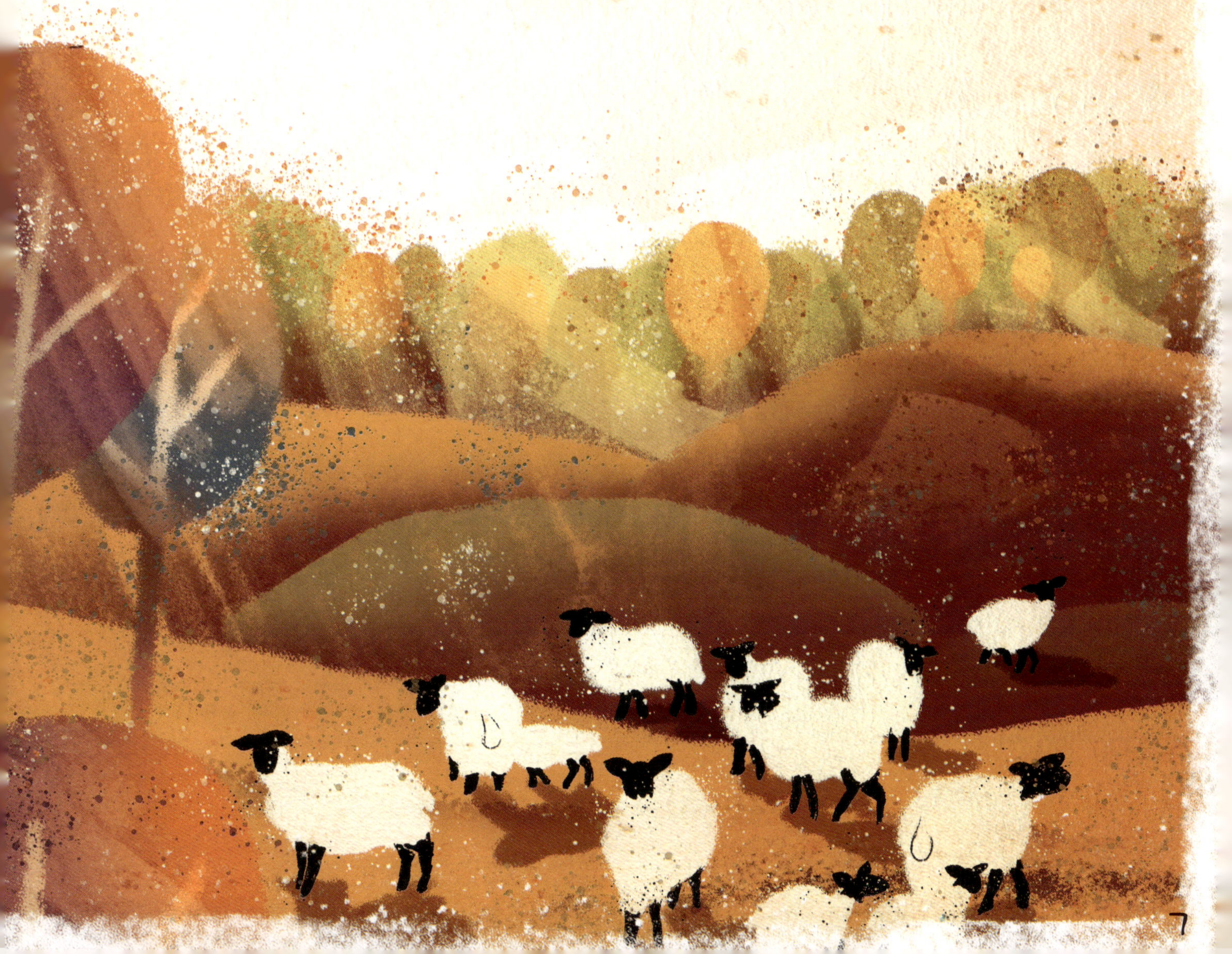

NAQUELA TARDE, AS PESSOAS ESTAVAM ASSUSTADAS. PAIRAVA SOBRE A ALDEIA UMA NUVEM CINZA, E O LOBO NEGRO, POSICIONADO EM CIMA DA PEDRA GRANDE, SOLTAVA UIVOS DE ARREPIAR.

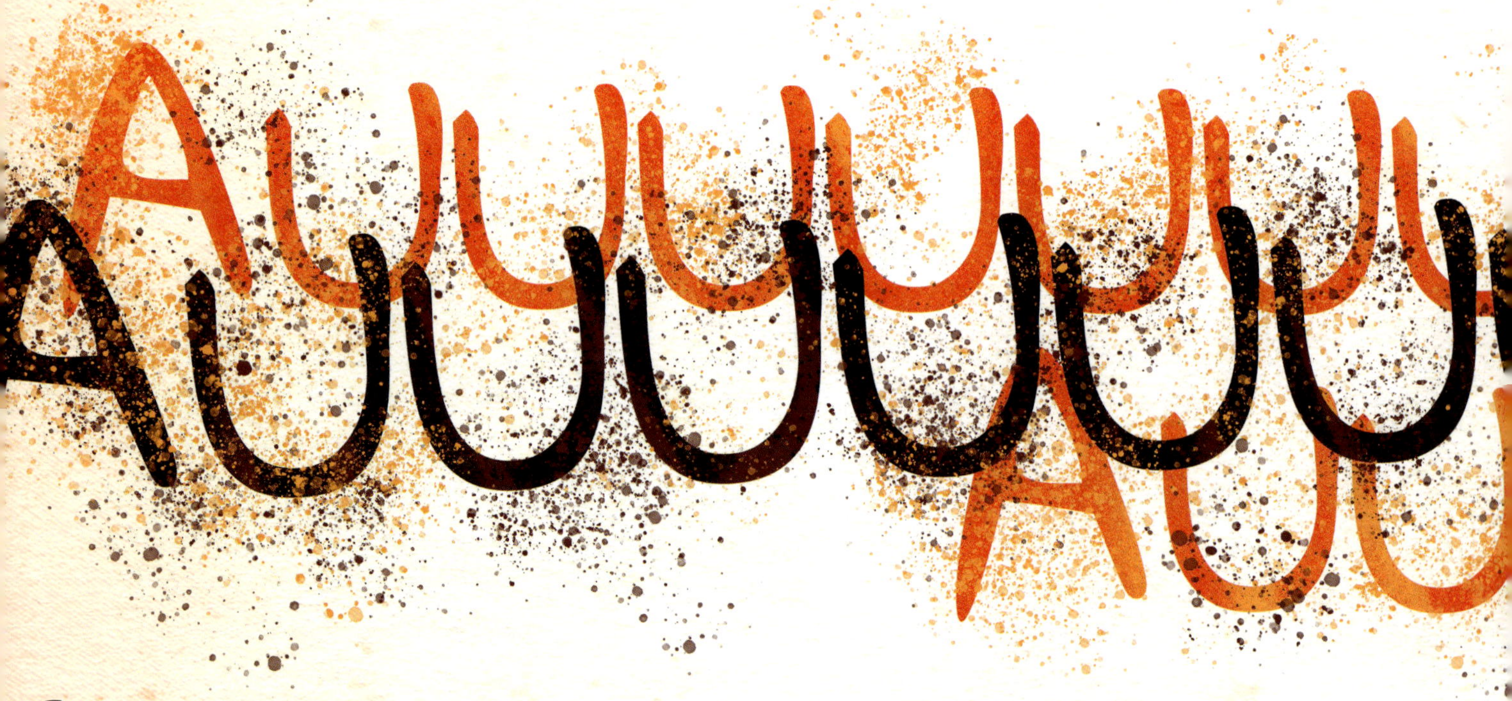

ERA COMO UM PRESSÁGIO,

COMO SE ALGO MUITO RUIM ESTIVESSE PARA ACONTECER!

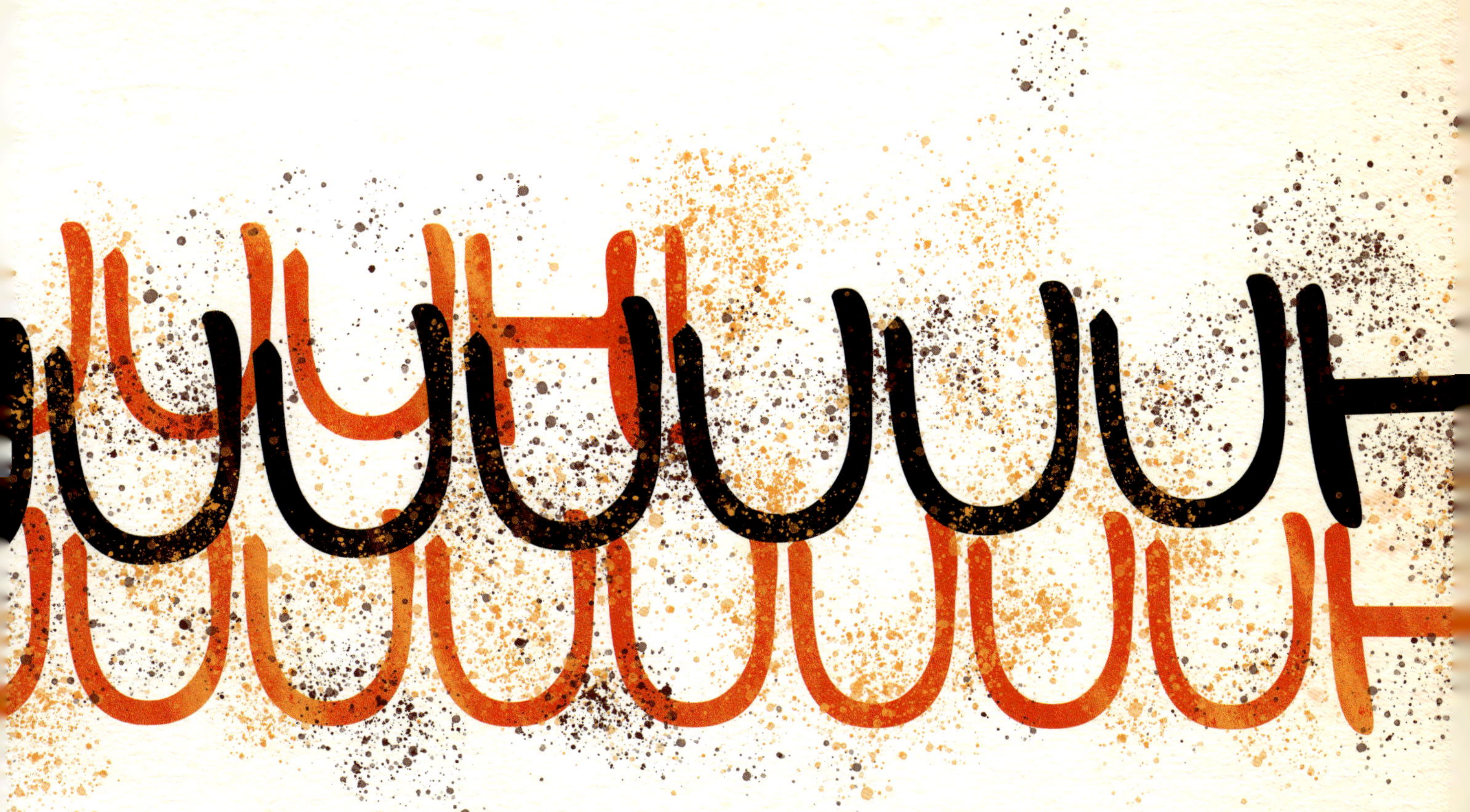

QUANDO COMEÇOU A ESCURECER, OS HOMENS ACENDERAM AS SUAS TOCHAS, PEGARAM AS SUAS LANÇAS E FACÕES, COLOCARAM NUM SACO UM GRANDE PERNIL DE CARNEIRO E SE EMBRENHARAM NA MATA.

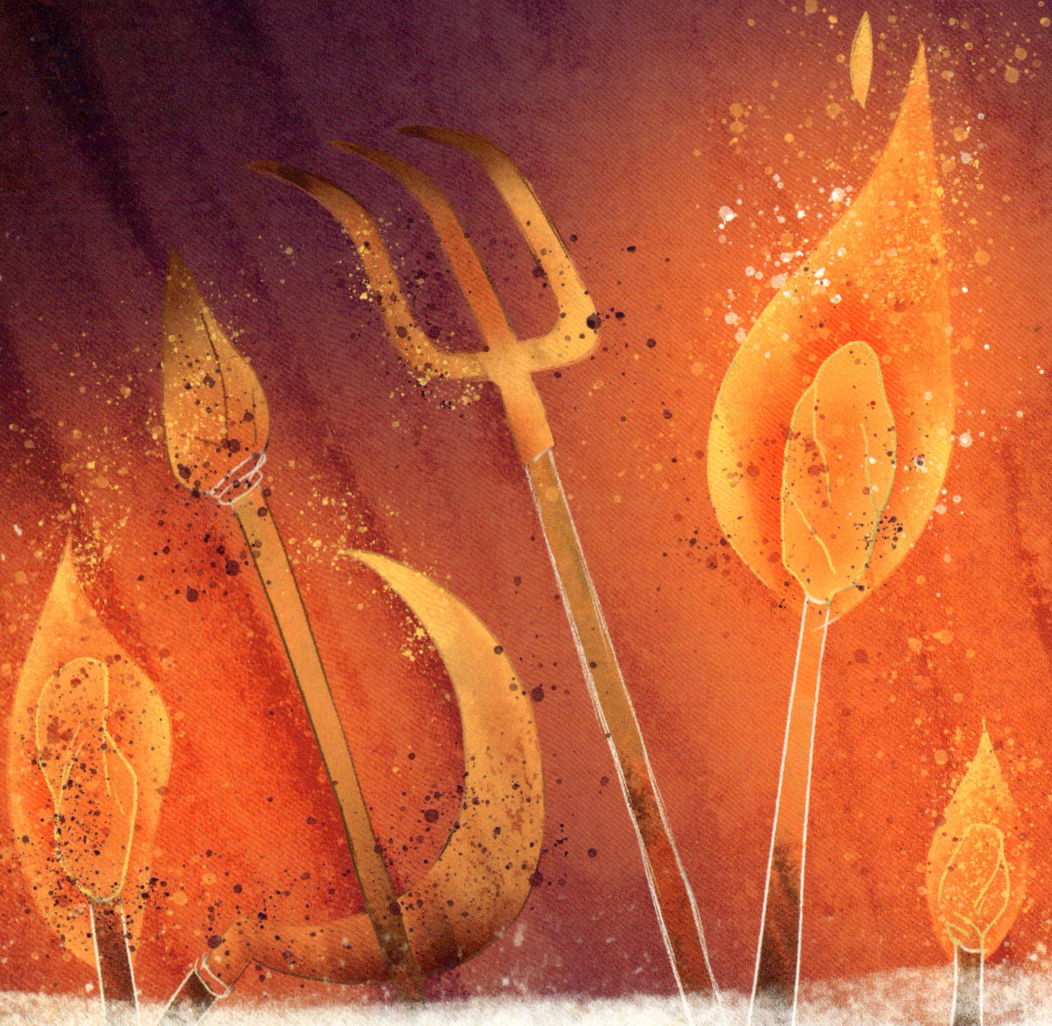

LÁ DE CIMA DA PEDRA GRANDE, O LOBO NEGRO OBSERVAVA

A MOVIMENTAÇÃO DOS HOMENS,

E O PAVOR COMEÇOU A TOMAR CONTA
DO SEU CORAÇÃO DE LOBO.

DESCEU EM DESABALADA CARREIRA EM DIREÇÃO À SUA TOCA PARA TENTAR PROTEGER A LOBA, SUA ESPOSA, E OS DOIS FILHOTES QUE ESTAVAM COM ELA.

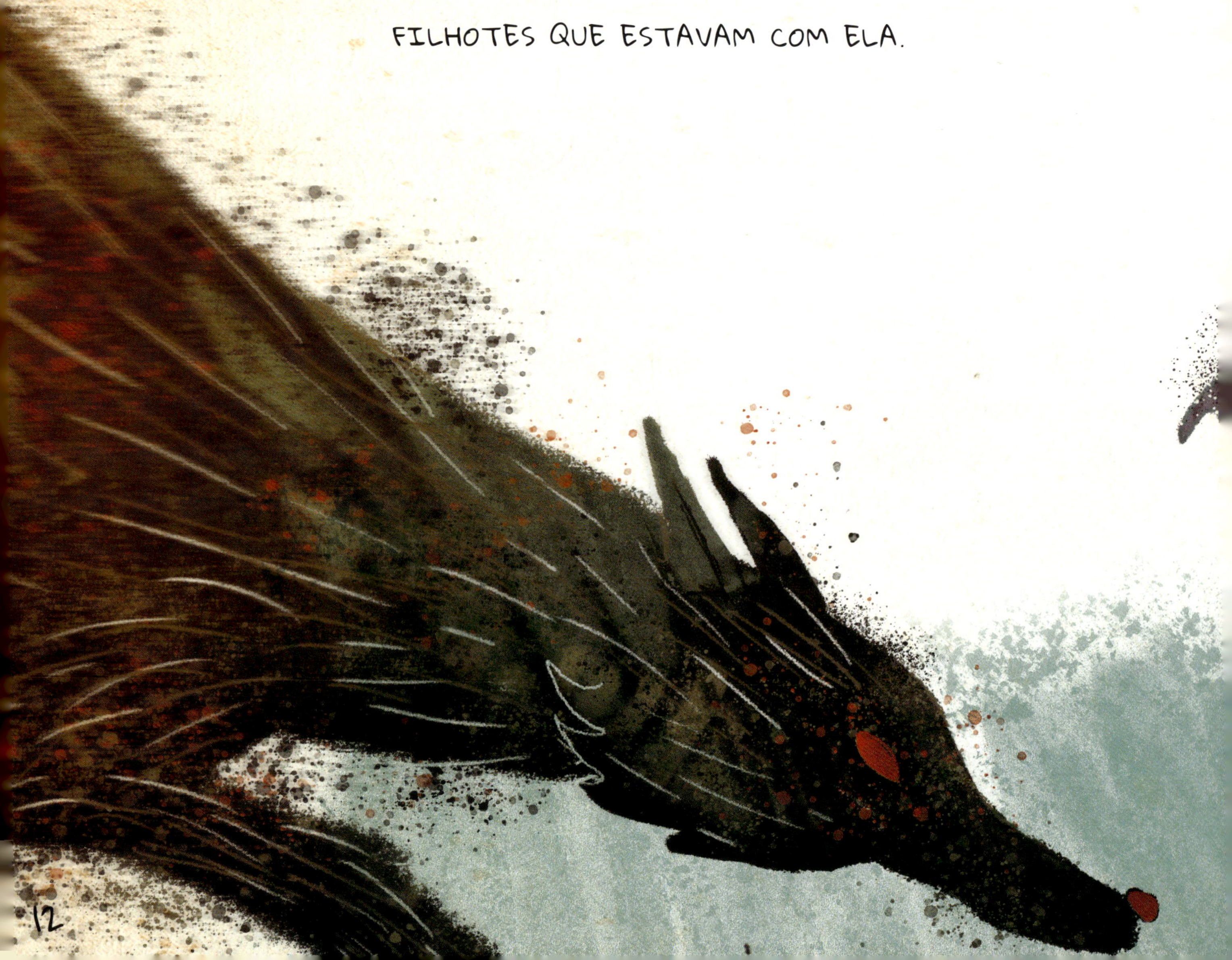

CHEGANDO LÁ, ROSNOU ORDENANDO QUE OS TRÊS ENTRASSEM ATÉ O FUNDO DA TOCA E NÃO SAÍSSEM DE LÁ!

NERVOSO, FICOU ANDANDO PELO ENTORNO DA TOCA, SENTINDO

O SEU CORAÇÃO DISPARAR E SUAS PERNAS TREMEREM DE TANTO MEDO!

ISSO MESMO:

O TERRÍVEL LOBO NEGRO TINHA MEDO

MEDO DE SER MORTO PELOS CAÇADORES, MEDO DE QUE ELES MATASSEM A SUA FAMÍLIA. SUA ESPOSA E SEUS FILHOTINHOS ERAM TUDO O QUE TINHA NA VIDA.

NA VERDADE, O LOBO NEGRO NÃO ATACAVA NINGUÉM POR MALDADE. ERA POR MEDO. E PORQUE SE SENTIA AMEAÇADO. NÃO QUE ELE FOSSE COVARDE. NÃO! O MEDO QUE ELE SENTIA ERA DE QUE ALGUÉM FIZESSE MAL À SUA FAMÍLIA. SE ÀS VEZES ATACAVA OS REBANHOS, ERA PARA SOBREVIVER E ALIMENTAR OS SEUS FILHOTES.

DE REPENTE, O LOBO NEGRO OUVIU UM BARULHO E O SEU CORAÇÃO QUASE SAIU PELA BOCA! ARREGANHOU OS DENTES E DEU UM ROSNADO AMEAÇADOR. JUNTAMENTE COM O ROSNADO, UM GRITO DE CRIANÇA:

AAAAAAAAHHHHH

ERA UMA MENINA, QUE, APAVORADA, SE ENCOLHIA E SE ARRASTAVA PARA UM TRONCO DE ÁRVORE, TENTANDO SE PROTEGER DAQUELE LOBO ATERRORIZANTE.

A MENINA ERA FILHA DO LÍDER DA ALDEIA, E SE CHAMAVA RITA. NAQUELA TARDE, ENQUANTO OS HOMENS SE DIRIGIAM PARA A MATA, A PEQUENA RITA OS SEGUIU, SEM QUE NINGUÉM A VISSE, E ACABOU SE PERDENDO EM MEIO À ESCURIDÃO.

RITA NÃO ENTENDIA POR QUE OS HOMENS QUERIAM TANTO MATAR O LOBO. POR MAIS QUE DISSESSEM QUE ELE ERA PERIGOSO, ELA SENTIA UMA TRISTEZA MUITO GRANDE EM SEU CORAÇÃOZINHO AO IMAGINÁ-LO MORTO.

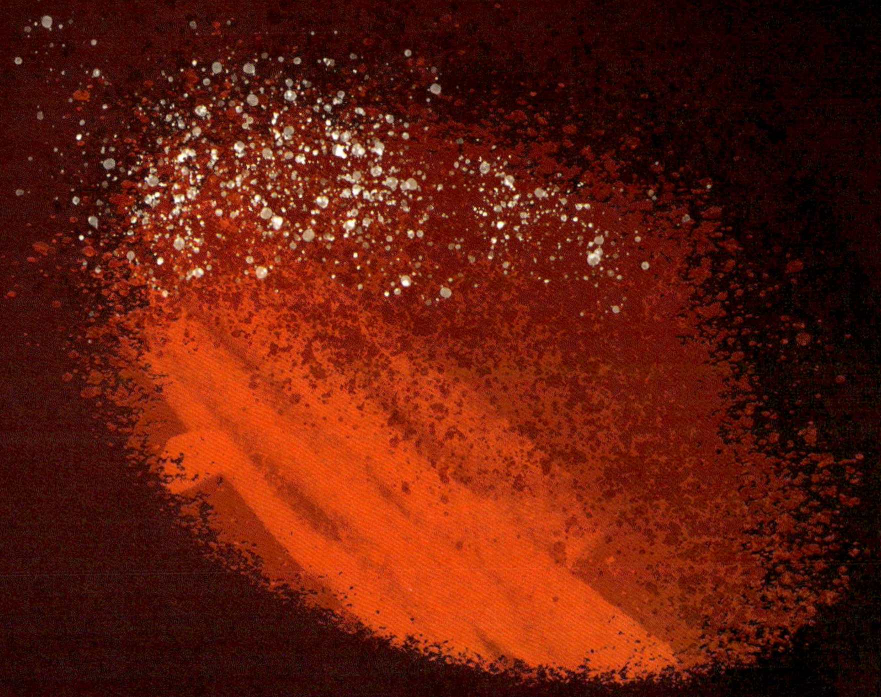

AGORA ELA ESTAVA ALI DIANTE DAQUELE LOBO.

POR CAUSA DO ESCURO, SÓ ERA POSSÍVEL ENXERGAR OS SEUS OLHOS AVERMELHADOS, TÃO ASSUSTADORES QUE MAIS PARECIAM DUAS BOLAS DE FOGO A CIRCULAR EM VOLTA DELA.

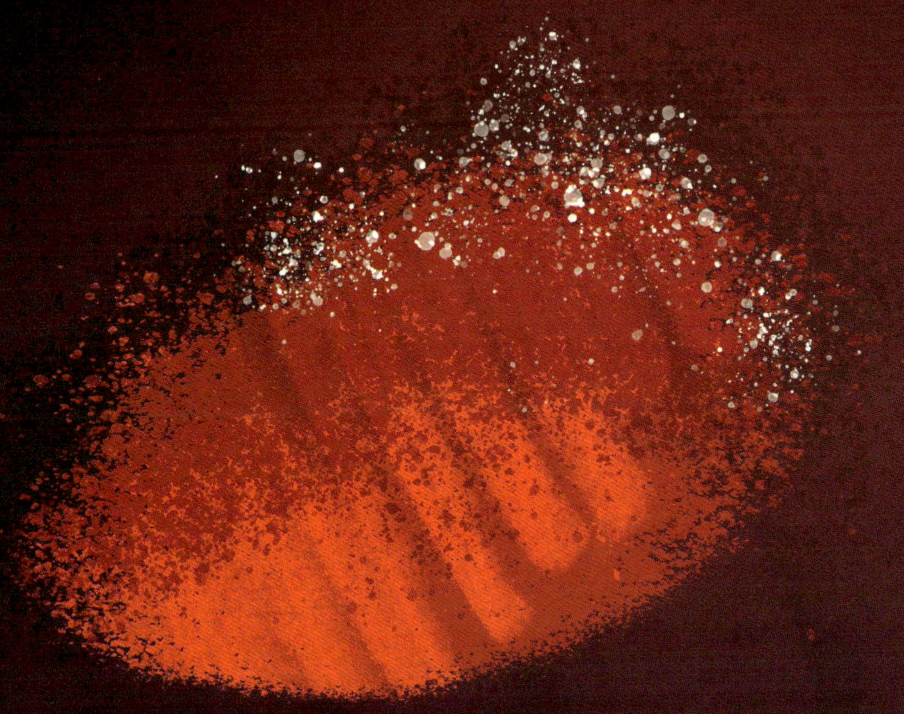

TREMENDO DE MEDO, A PEQUENA RITA CHORAVA E DIZIA BAIXINHO:

– POR FAVOR, SENHOR LOBO, NÃO ME DEVORE! EU NÃO QUERO LHE FAZER MAL!

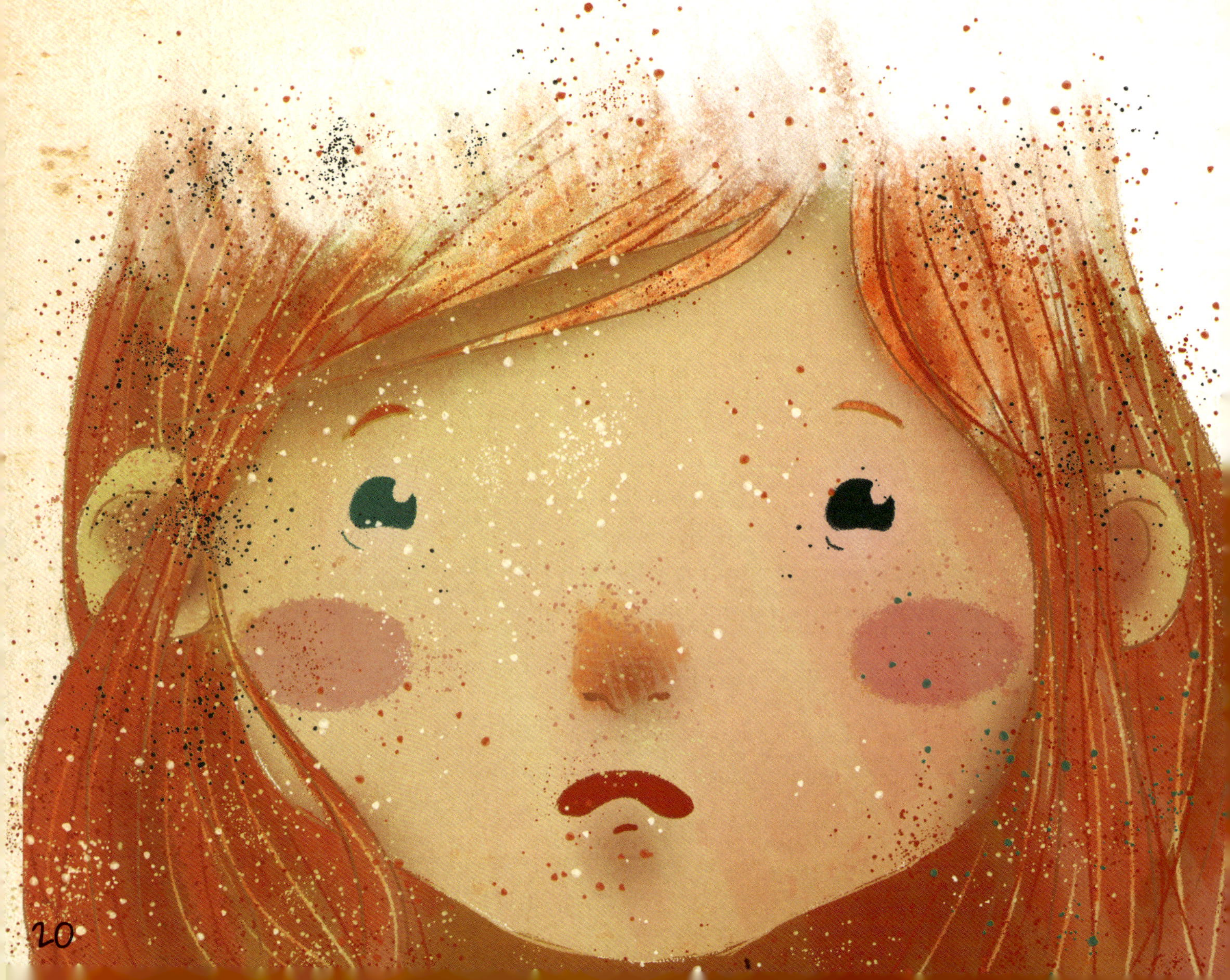

O LOBO COMEÇOU A SE APROXIMAR DELA, CHEIRANDO-A.

CHEGOU **TÃO PERTO** QUE ERA POSSÍVEL SENTIR

O HÁLITO QUENTE DE LOBO BEM PRÓXIMO DO SEU ROSTO.

RITA ESTAVA PARALISADA! NÃO CONSEGUIA

SE MEXER DE

TANTO MEDO!

COMEÇAVA A CHOVER FORTE NA MATA E FAZIA MUITO FRIO. ENTÃO O LOBO ENCOSTOU-SE NA MENINA COMO SE QUISESSE PROTEGÊ-LA, E ALI FICOU BEM QUIETINHO.

ESTRANHAMENTE, O MEDO DE AMBOS COMEÇOU A DIMINUIR. RITA PODIA SENTIR AS BATIDAS DO CORAÇÃO DO LOBO, QUE ESTAVA ENCOSTADO EM SUA PERNA. ENTÃO ELA ABRAÇOU O CORPO QUENTINHO E MACIO DELE, QUE MAIS PARECIA UMA ALMOFADA, E SENTIU-SE PROTEGIDA. ELE SE LEVANTOU E COMEÇOU A CAMINHAR EM DIREÇÃO À SUA TOCA, COM A MENINA RITA AGARRADA EM SEU LOMBO.

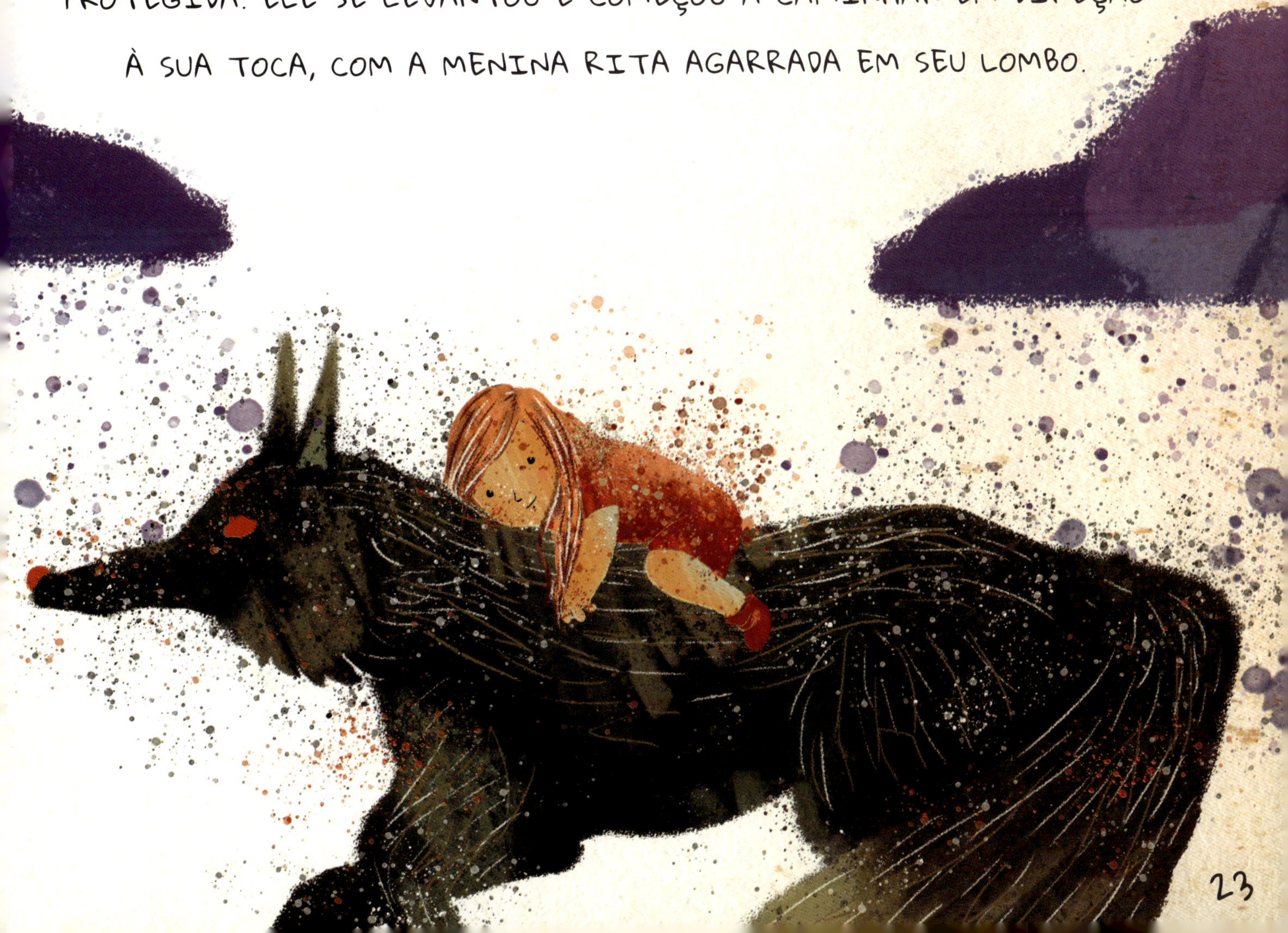

NO INTERIOR DA TOCA, ELA SE ENCONTROU COM OS FILHOTES QUE A CHEIRAVAM CURIOSOS, SOB O OLHAR DESCONFIADO DA MAMÃE LOBA, QUE ROSNAVA PARA ELES ORDENANDO QUE SE AFASTASSEM DELA. NO ENTANTO, O LOBO NEGRO CHEIROU E LAMBEU O ROSTO DA ESPOSA, DIZENDO PARA ELA SE ACALMAR, QUE ESTAVA TUDO BEM.

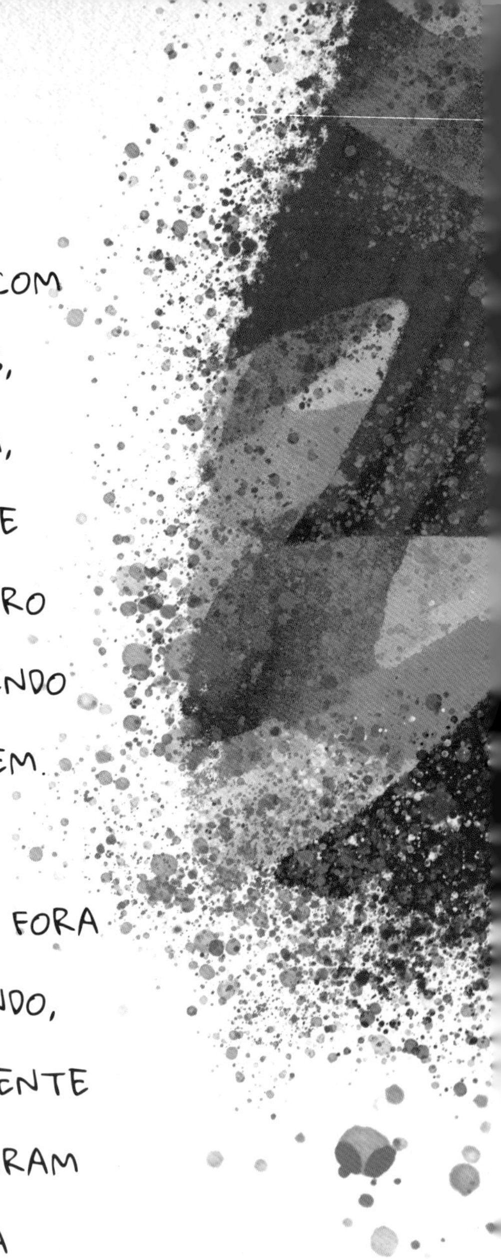

DE REPENTE, OUVIU-SE UM BARULHO DO LADO DE FORA DA TOCA, E O LOBO FICOU AGITADO E ROSNANDO, AMEAÇADOR. ERAM OS CAÇADORES, QUE FINALMENTE HAVIAM ENCONTRADO A TOCA DO LOBO! COLOCARAM O PERNIL DE CARNEIRO NA PORTA DA TOCA E ESTAVAM TODOS POSICIONADOS COM SUAS ARMAS.

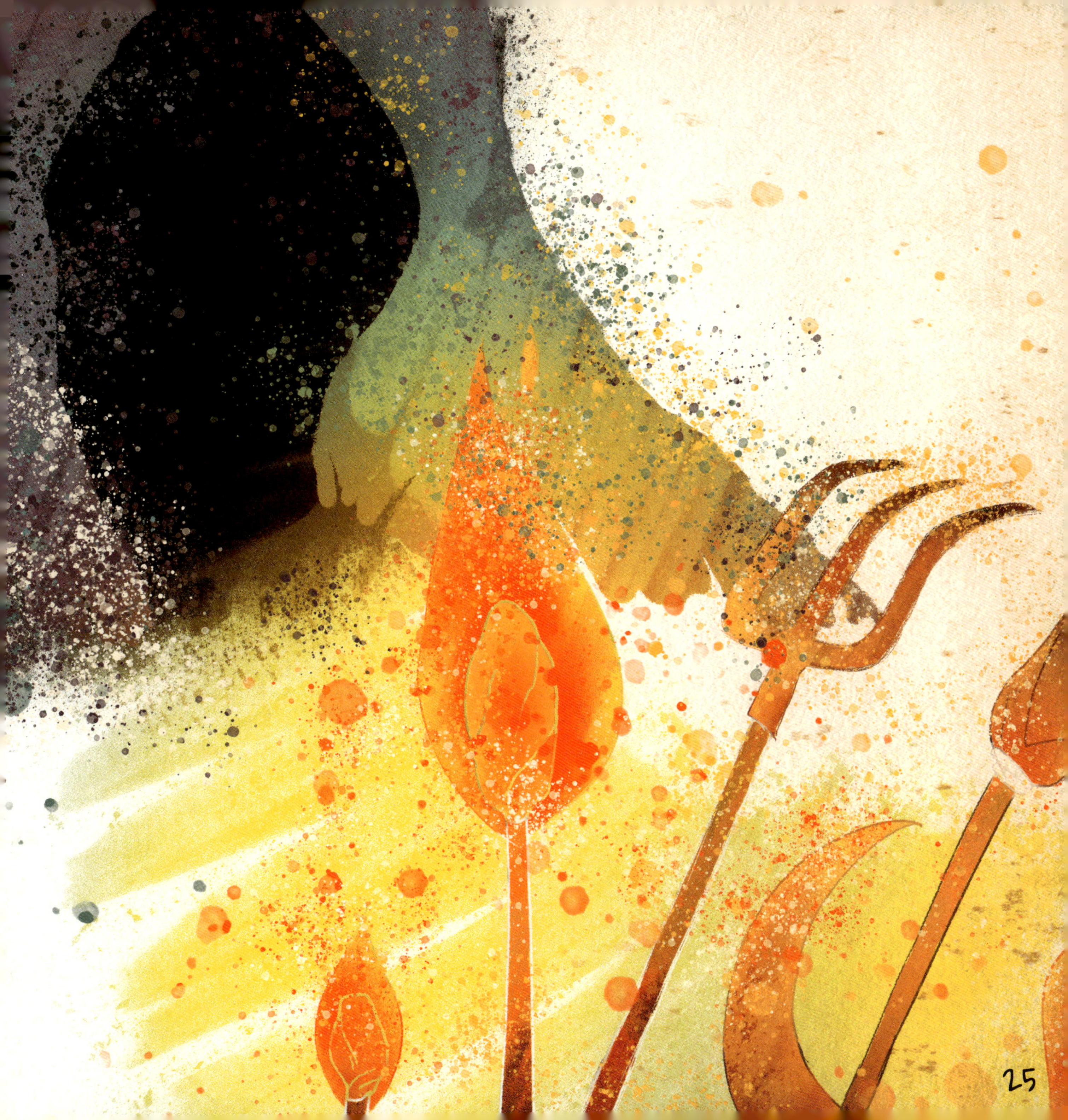

A PEQUENA E CORAJOSA RITA PRECISAVA FAZER ALGUMA COISA. SAIU SE ARRASTANDO PARA FORA DA TOCA E FOI SEGUIDA PELOS LOBOS, QUE, EMBORA AMEDRONTADOS, ESTAVAM FAMINTOS E FORAM ATRAÍDOS PELO CHEIRO DA CARNE.

OS HOMENS SE MOVIMENTARAM EM DIREÇÃO À TOCA,

MAS RITA GRITOU:

PAAREM!
PAREM COM ISSO!

ESTARRECIDOS, OS HOMENS PARARAM AO OUVIR O GRITO DA CRIANÇA. O LÍDER APROXIMOU-SE DEVAGAR, ABAIXOU A TOCHA NA DIREÇÃO DELA E PÔDE VER SUA FILHA DE JOELHOS NA PORTA DA TOCA, ABRAÇADA AO LOBO NEGRO, QUE ROSNAVA E ARREGANHAVA OS DENTES PARA ELE, ENQUANTO A MÃE LOBA ARRASTAVA O PERNIL PARA DENTRO DA TOCA, AJUDADA PELOS FILHOTES.

– PAPAI! NÃO O MATE, POR FAVOR! – IMPLOROU A MENINA, COM LÁGRIMAS NOS OLHOS.

– ELE ME SALVOU, PAPAI! EU ME PERDI NA MATA, ELE ME ENCONTROU E ME TROUXE AQUI. ELE É AMIGO, PAPAI! SÓ QUER PROTEGER SUA FAMÍLIA! NÃO OS FAÇA MAL!

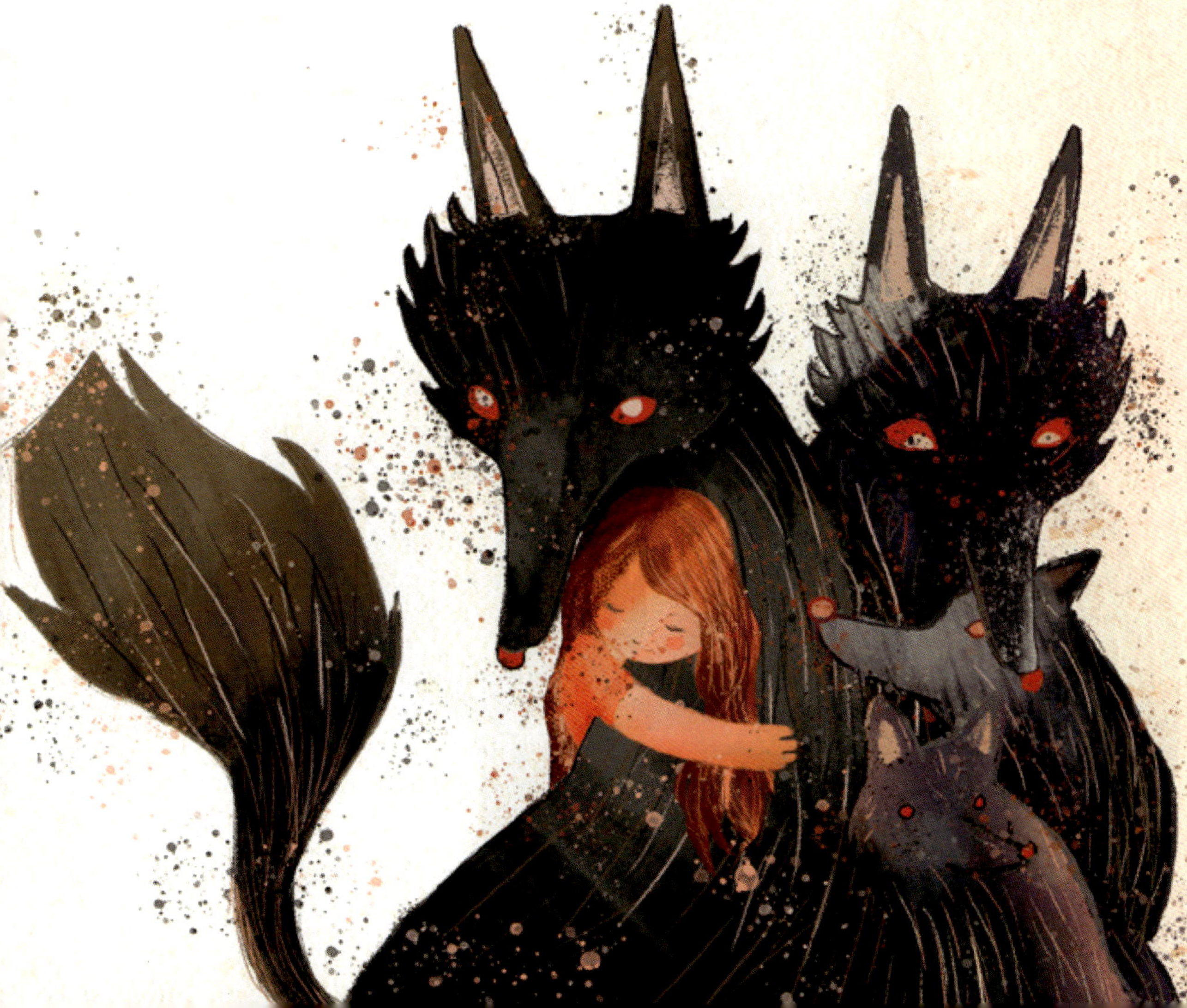

NÃO SE SABE SE O PAI DE RITA ACREDITOU NA AMIZADE DO LOBO. MAS TALVEZ A SUA VONTADE DE TIRAR A FILHA DAQUELA MATA FOSSE MAIOR DO QUE A VONTADE DE MATAR O LOBO. O FATO É QUE ELE TOMOU-A NOS BRAÇOS E ORDENOU QUE VOLTASSEM IMEDIATAMENTE PARA A ALDEIA, DEIXANDO A FAMÍLIA DE LOBOS EM PAZ.

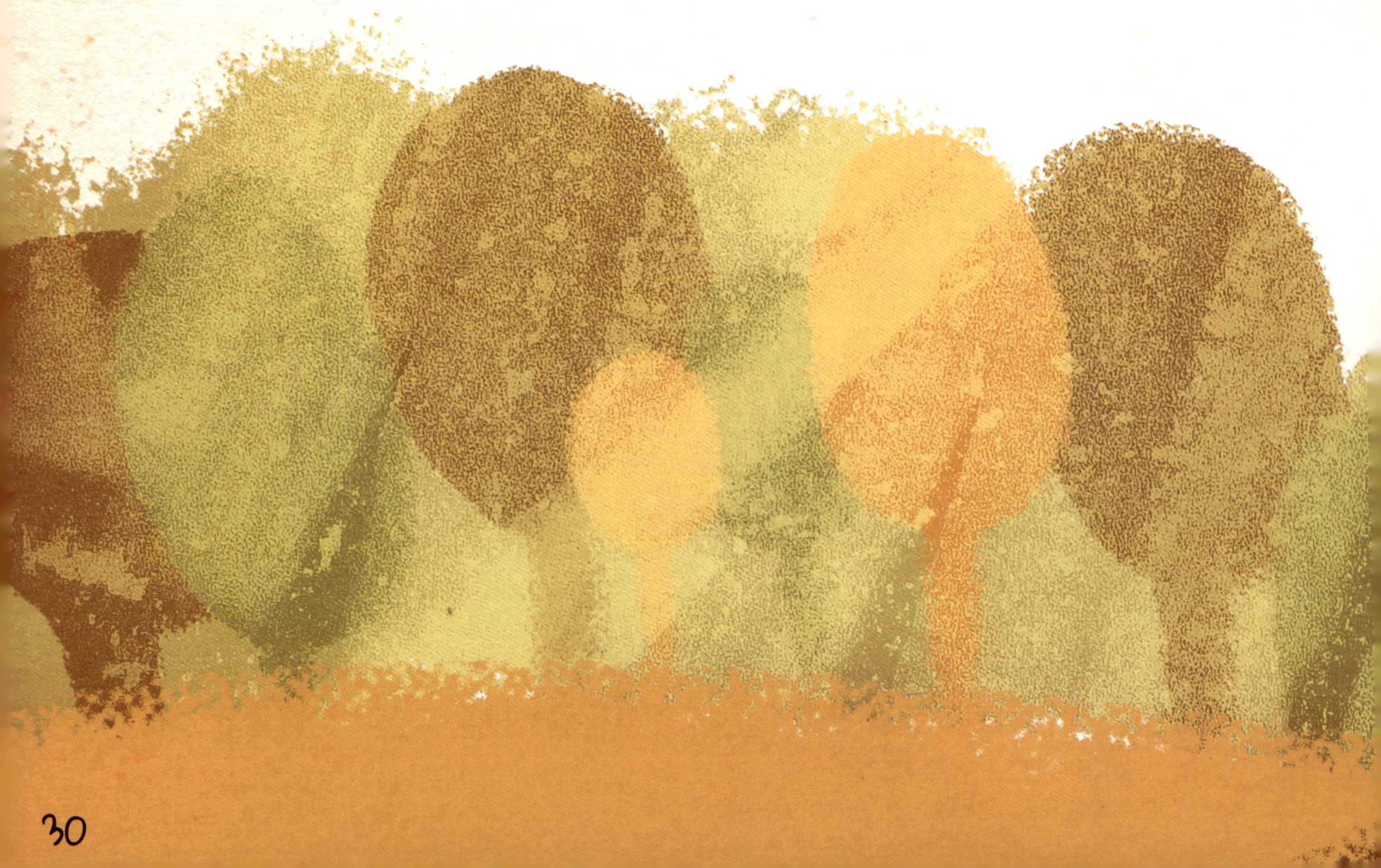

OS DIAS SE PASSARAM, E OS HOMENS DAQUELA ALDEIA NÃO ENTRARAM MAIS NA MATA COM A INTENÇÃO DE CAÇAR O LOBO.

OS ATAQUES ÀS PESSOAS E AOS REBANHOS TAMBÉM CESSARAM, COMO SE HOMENS E LOBOS TIVESSEM FEITO UM PACTO DE PAZ.

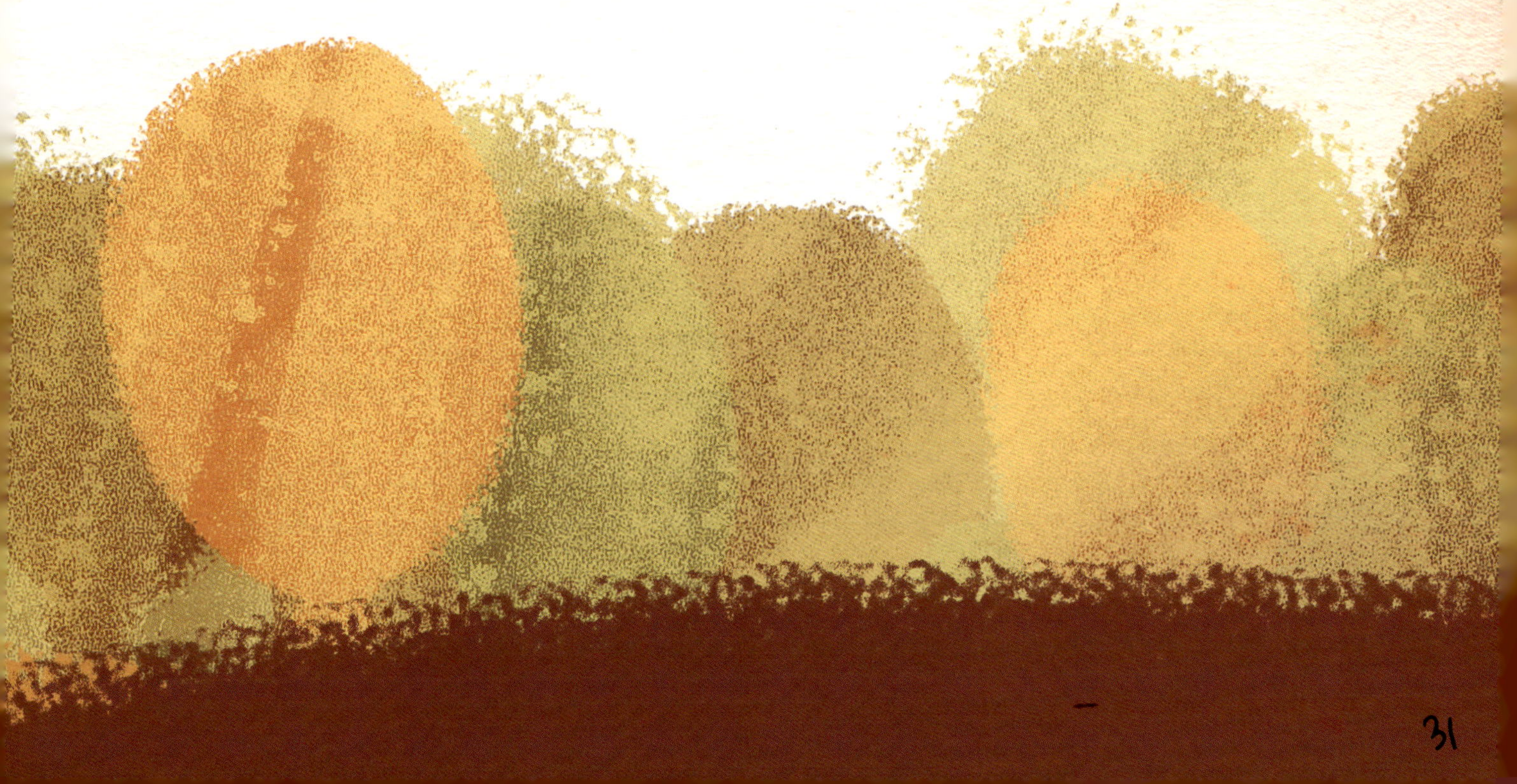

AS PESSOAS VIVIAM MAIS TRANQUILAS NA ALDEIA DA PEDRA GRANDE.

A PEQUENA RITA ERA VISTA COM FREQUÊNCIA BRINCANDO NAS ÁGUAS DO RIACHO, COM OS SEUS NOVOS AMIGOS LOBINHOS, SOB O OLHAR PROTETOR DA MAMÃE LOBA E DO LOBO NEGRO, A QUEM ELA DERA O NOME DE GODOFREDO, O LOBO QUE...

...BEM, AGORA ELE NÃO TINHA MAIS MEDO!

FIM

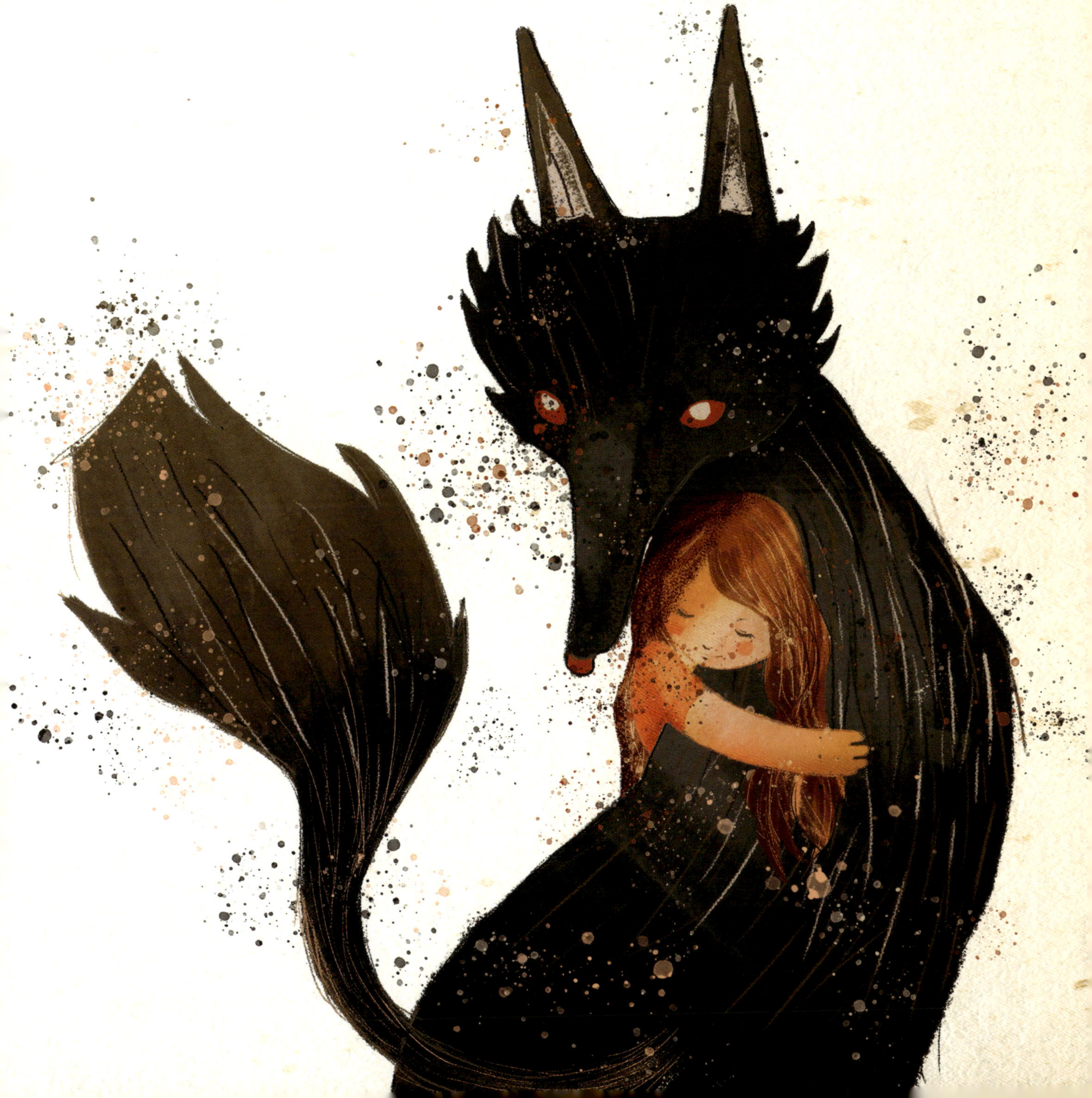

SOBRE A AUTORA

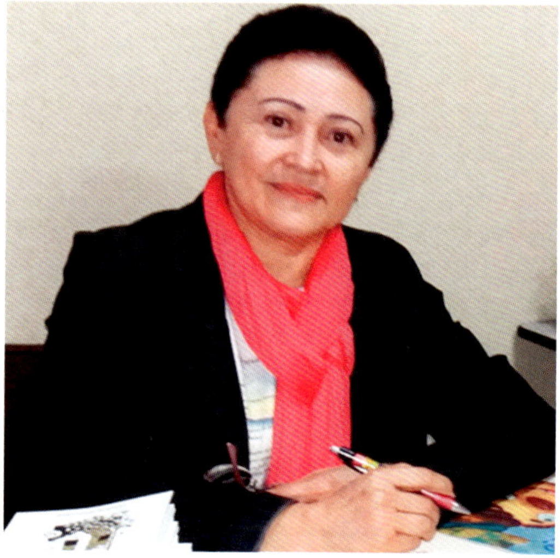

Olá, eu me chamo Miriam Leonila de Oliveira, nasci e cresci lá no sertão de Pernambuco. Desde muito pequenininha, eu adorava criar histórias enquanto brincava com as minhas bonecas de pano e os meus animaizinhos feitos com caroços de manga. Muitas vezes fui pega falando sozinha mergulhada no meu mundo da imaginação, e fui chamada de louca por causa disso. Porém, nunca me incomodei e vou lhes contar um segredo... Eu falo sozinha até hoje!!! A diferença é que eu não guardo mais as minhas histórias só para mim. Agora eu as divido com todos aqueles que como eu, amam sonhar e viajar no mundo da imaginação. ISSO NÃO É MARAVILHOSO?!

SOBRE OS ILUSTRADORES

Mariana Rms e Otávio Tersi são dois jovens entusiastas pela produção autoral independente. Juntos, somam experiências em diversas áreas que permeiam o design gráfico, audiovisual e ilustração. A Montanha-Russa surge da união entre esses dois universos em constante evolução. Mais em damontanharussa.com

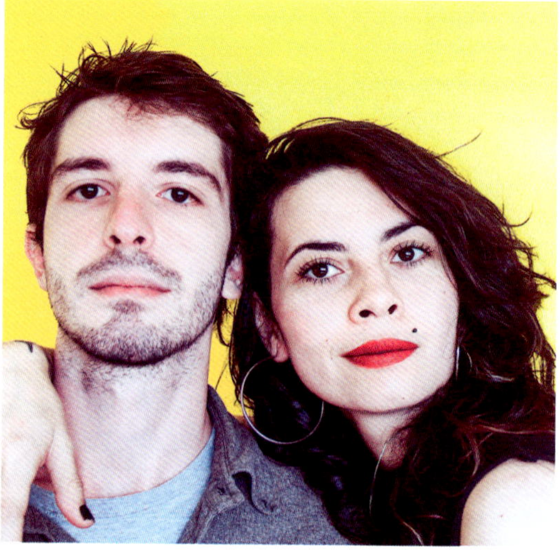

LEIA TAMBÉM, DA AUTORA:

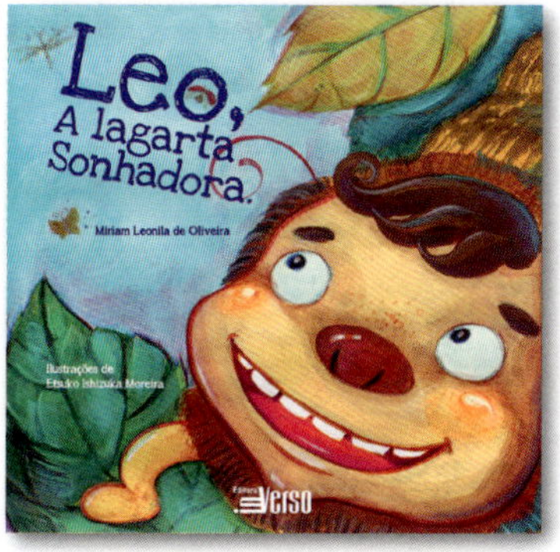

LEO, A LARGARTA SONHADORA

Vivendo em um lindo jardim e com muitas folhas verdinhas para comer, a lagartinha Léo parecia ter tudo de que precisava para ser feliz. Entretanto, não estava muito satisfeito com a sua condição de lagarta. Entre uma mastigada e outra, ele fugia de seu mundo através de sonhos e devaneios. Somente com o passar do tempo e a ajuda preciosa de seu amigo, Léo descobriu qual era sua verdadeira essência e entendeu tudo que precisava viver para ser feliz.

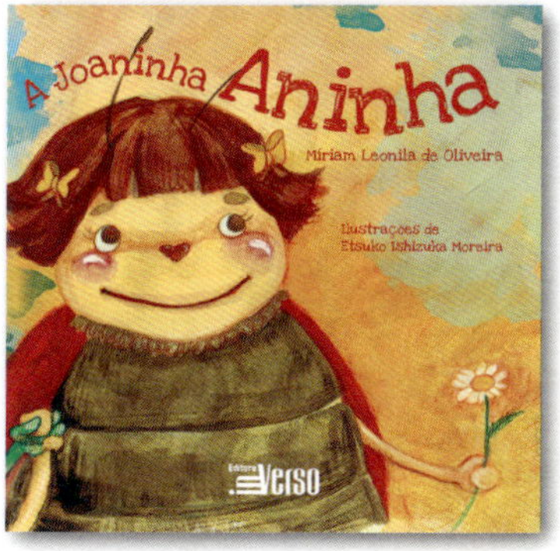

A JOANINHA ANINHA

Naquele lindo jardim, o nascimento da pequena Joaninha Aninha foi motivo de muita alegria para a sua família. Porém, Aninha nasceu diferente e, por causa disso, passou por algumas situações difíceis. Mas contou sempre com um grande amigo para livrar-se delas. Até que, um dia, aconteceu algo incrível, que mudou a vida de Aninha. Conheça a história dessa simpática Joaninha, e saiba tudo o que ela passou por ter nascido diferente.

HISTÓRIAS E VITÓRIAS

"Fui uma criança extremamente pobre, porém, feliz com o que eu tinha. Não conhecia outra realidade, outro mundo, e não havia como fazer comparações. Hoje vejo o quanto eu era livre! Apesar da pobreza, não havia cercas, muros, portas trancadas, apenas longos caminhos de areia fina por onde corria descalça, brincando com o que a natureza me oferecia, saltitando em meio aos cabritos. Não havia luz elétrica, mas a felicidade estava em deitar na areia quentinha do calor do sol, esperar escurecer, e ver aparecer as estrelas no céu. Uma a uma. E, sob a luz do luar, ficar ouvindo as histórias contadas por papai e por mamãe até o sono chegar. Por isso procurei colocar em meus relatos um toque de leveza e alegria."

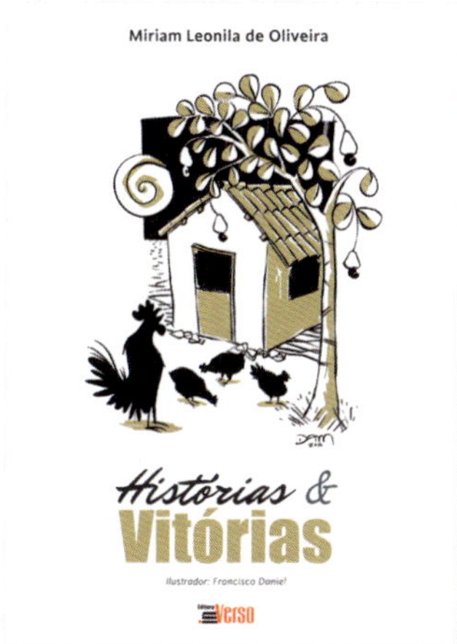